BEI GRIN MACHT SICH IHR
WISSEN BEZAHLT

- Wir veröffentlichen Ihre Hausarbeit,
  Bachelor- und Masterarbeit

- Ihr eigenes eBook und Buch -
  weltweit in allen wichtigen Shops

- Verdienen Sie an jedem Verkauf

Jetzt bei www.GRIN.com hochladen
und kostenlos publizieren

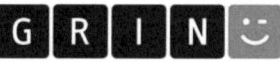

Die Mindestmengenregelungen gemäß § 136b Abs. 1 Satz 1 Nr. 2 SGB V. Hintergrund, bisherige Ausgestaltung und Erneuerungen

Ivana Doktor

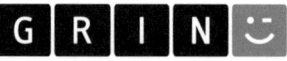

Bibliografische Information der Deutschen Nationalbibliothek:

Die Deutsche Nationalbibliothek verzeichnet diese Publikation in der Deutschen Nationalbibliografie; detaillierte bibliografische Daten sind im Internet über http://dnb.d-nb.de abrufbar.

ISBN: 9783346359360
Dieses Buch ist auch als E-Book erhältlich.

© GRIN Publishing GmbH
Nymphenburger Straße 86
80636 München

Druck und Bindung: Books on Demand GmbH, Norderstedt Germany
Gedruckt auf säurefreiem Papier aus verantwortungsvollen Quellen

Das Buch bei GRIN: https://www.grin.com/document/994052

Technische Universität Berlin

Fakultät: Management im Gesundheitswesen

Modul: HPE 2a – Management von gesundheitsrelevanten Organisationen und Systemen

Der Hintergrund, die bisherige Ausgestaltung und die Erneuerungen der Mindestmengenregelungen gemäß § 136b Abs. 1 Satz 1 Nr. 2 SGB V

Eingereicht von: Ivana Doktor

am: 11.05.2020

Inhaltsverzeichnis

Abkürzungsverzeichnis

Abb.	Abbildung
Abs.	Absatz
Bzw.	beziehungsweise
Ca.	Circa
Dr.	Doktor
E.V.	eingetragener Verein
Ggf.	gegebenenfalls
Hrsg.	Herausgeber
Prof.	Professor
SGB V	das fünfte Sozialgesetzbuch
Z.B.	zum Beispiel

Abbildungsverzeichnis

1. Einleitung

Umgangssprachlich beschreibt der Ausdruck „Übung macht den Meister" den Zusammenhang zwischen Erfahrung und dem Resultat einer Leistung. Aufgrund dieses plausiblen, monokausalen Zusammenhangs zwischen der Leistungsmenge und deren Qualität könnte man vermuten, dass ÄrztInnen und Krankenhäuser mit einer höheren Behandlungszahl bessere Ergebnisse erzielen (Rathmann/Windeler, 2002, S. 8; Lutz, 2010). Im deutschen Krankenversicherungssystem bestehen fachliche und persönliche Leistungsbegrenzungen, die bei der ärztlichen Berufsausübung zu beachten sind. Zwar orientiert sich ärztliches Handeln an anerkannten, wissenschaftlich begründeten Vorgaben der einzelnen Fachgebiete, jedoch legitimiert dies keinen Anspruch darauf, dass sämtliche Leistungen, die in den Weiterbildungsordnungen aufgelistet sind, erbracht und abgerechnet werden dürfen. Dazu zählen qualitäts- und qualifikationsgebundene Leistungen, die nur dann geleistet und bei der gesetzlichen Krankenversicherung abgerechnet werden dürfen, wenn die vom Gemeinsamen Bundesausschuss festgelegten Mindestmengen innerhalb eines vorgegebenen Zeitraums erfüllt werden. Diese Mindestmengen sollen zu einer verbesserten Qualität der Leistung beitragen. Bei denjenigen, die die ausreichenden Fallzahlen nicht erreichen, kann dies zu großen, wirtschaftlichen Einbußen führen (Wienke, 2019). Auf der anderen Seite ist das Risiko einer tödlichen Komplikation nach einem Eingriff, der mit einer Mindestmenge deklariert ist, nachweislich erhöht in Krankenhäusern, die die vorgegebene Mindestmenge nicht erfüllen (Nimptsch et al., 2016). Demnach treten vermeidbare Todesfälle durch die Nichtbeachtung der Mindestmengenvorgaben auf (Follert et al., 2019).

Diese Arbeit gibt einen kurzen Überblick über den Hintergrund der Mindestmengenvorgaben, die gesetzlichen Regelungen, deren bisherige Ausgestaltung, die Vor- und Nachteile und über die aktuellen Erneuerungen.

2. Rechtsgrundlage

Nach § 136 b Abs. 1 Nr. 2 SGB V soll durch den Gemeinsamen Bundesausschuss ein Katalog von planbaren Krankenhausleistungen erstellt werden, bei welchen die Qualität des Ergebnisses abhängig ist von der Menge der erbrachten Leistung. Außerdem sollen Mindestmengen für diese Leistungen pro Arzt und Standort beschlossen werden. Diese Mindestmengenangaben sind verbindlich und haben zur Folge, dass die ÄrztInnen/Krankenhäuser, die diese Mindestmenge nicht erreichen, den Eingriff nicht ausüben dürfen bzw. hierfür keinen Anspruch auf Vergütung haben. Die gilt auch dann, wenn die Leistung indiziert war und fehlerfrei durchgeführt wurde. Um unbillige Härten (z.B. Eingriff in die

Berufsausübungsfreiheit, erhebliche finanzielle Auswirkungen) zu vermeiden wurden Ausnahmetatbestände geschaffen. Demnach können bei nachgewiesener Qualität auch unterhalb der festgelegten Mindestmengen Dienstleistungen erbracht werden (Wienke, 2019).

3. Hintergrund und bisherige Ausgestaltung

Mindestmengen wurden, wie bereits unter Punkt 1 erwähnt, mit der Annahme eingeführt, dass die Qualität der ärztlichen Leistung von deren Quantität abhängt (Wienke, 2019). Bereits 1979 wurde dieser Zusammenhang das erste Mal aufgezeigt (Luft et al., 1979). Seither wurde in zahlreichen Folgestudien nachgewiesen, dass eine Assoziation zwischen der Häufigkeit der durchgeführten Operationen und der Qualität des Ergebnisses besteht (Wienke, 2019). Dies gilt mittlerweile in vielen Leistungsbereichen als wissenschaftlich gesichert (Vogel et al., 2019) und wird oft dadurch begründet, dass durch den Zusammenhang zwischen Menge und Ergebnisqualität eine bessere Struktur- und Prozessqualität vorhanden ist (Russo et al., 2010). Demzufolge sollten anspruchsvolle Behandlungen, bei denen ein hohes Risiko besteht, dass es nach dem Eingriff zu schweren Komplikationen kommt, in Krankenhäusern geleistet werden, wo sie zahlreich von erfahrenen Operateuren durchgeführt werden. Die Mindestmenge ist ein Instrument der Qualitätssicherung. Sie dient daher der Abwehr bzw. Minimierung von Risiken und der Erhöhung der Patientensicherheit durch einen Ausschluss von „Gelegenheitsversorgungen" (Follert et al., 2019). Anwendung finden diese bei Krankheitsbildern bei denen feststeht, dass die Regelmäßigkeit der Durchführung eine wesentliche Qualitätssicherungsmaßnahme darstellt (Wienke, 2019). Dementsprechend hat der Gemeinsame Bundesausschuss nach § 136ff. SGB V bereits 2004 erste Leistungsbereiche wie beispielsweise komplexe Pankreas- und Ösophaguseingriffe in den Mindestmengenkatalog aufgenommen (G-BA, 2017). Dieser wurde innerhalb der letzten Jahre schrittweise erweitert bzw. die vorhandenen Schwellenwerte wurden angepasst (Vogel et al., 2019). Weil es sich allerdings bei den Vorgaben der Mindestmengen um einen Eingriff in das Grundrecht der Berufsfreiheit handelt und auch wesentliche wirtschaftliche Folgen daran gekoppelt sind, muss deren Angabe verhältnismäßig sein und es darf kein milderes Mittel geben, dass eine zumindest gleichwertige Leistung erfüllen kann. Einen sicheren Kausalzusammenhang bedarf es, seit dem jüngsten Entscheid des Bundesgesundheitsministeriums nicht mehr. Es reicht lediglich ein „wahrscheinlicher" Zusammenhang zwischen der Zahl der durchgeführten Eingriffe und der Ergebnisqualität aus (Hillienhof, 2018). Die Qualität der Versorgung muss also abhängig von der Menge der Leistung sein. Demzufolge gehören keine Leistungen dazu, die zu den Routinemaßnahmen eines Fachbereichs zählen. Eine weitere Voraussetzung ist, dass die Maßnahmen planbar sein müssen, was folglich Notfallbehandlungen ausschließt (Wienke, 2019). Wie bereits unter Punkt 2 erwähnt, bestehen eine Reihe an Übergangs- und Ausnahmeregelungen. Wonach die wichtigste hiervon ist, dass Krankenhäuser, auch bei (prognostizierter) Unterschreitung des Schwellwerts, weiterhin die Leistung durchführen und abrechnen dürfen, wenn dies zur Sicherstellung einer flächendeckenden Versorgung indiziert ist (Vogel et al., 2019). Aus den folgenden Abbildungen kann man deutlich sehen, dass die Ausnahmetatbestände eine tragende Rolle bei der Nichteinhaltung der Mindestmengenvorgaben spielen (Abb. 1).

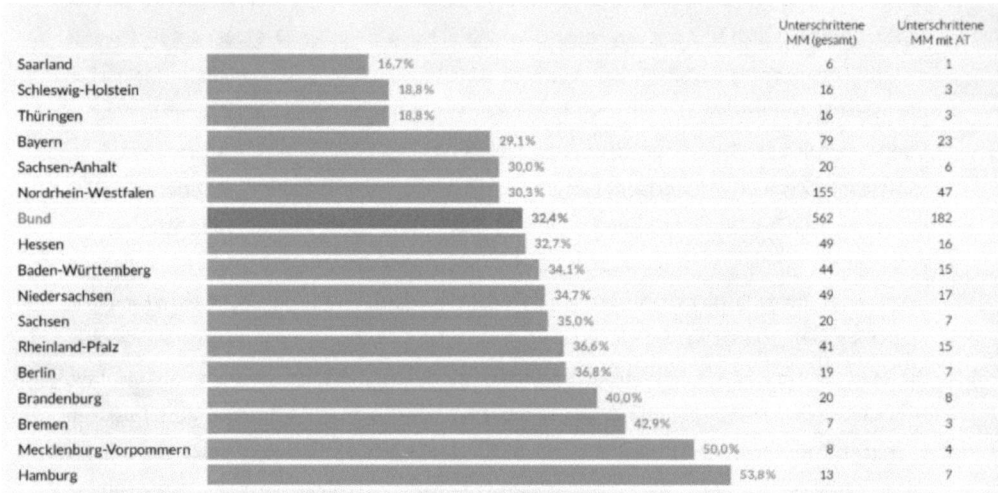

Abbildung 1: Prozentuale Anzahl der unterschrittenen Mindestmengen durch Ausnahmetatbestände (Quelle: G-BA Berechnung Weiße Liste Science Media Center, 2019)

Bisher wurden vom G-BA für folgende sieben Leistungen Mindestmengen festgesetzt:

- Lebertransplantationen: 20
- Nierentransplantationen: 25
- komplexe Eingriffe an der Speiseröhre: 10
- komplexe Eingriffe an der Bauchspeicheldrüse: 10
- Transplantationen von Knochenmarks- oder Blutstammzellen (bei verschiedenen Blutkrebserkrankungen): 25
- Versorgung von Frühgeborenen: 14
- Einbau von künstlichen Kniegelenken: 50

3.1. Problematik

Durch unzähligen Klageverfahren von Krankenhäusern gegen die Festlegung der Mindestwerte hat dieses wichtige Instrument der Qualitätssicherung in der Vergangenheit kaum Wirkung zeigen können und es wurden weder neue Mindestmengen festgesetzt noch wurden die bestehenden Mindestmengen eingehalten (siehe Abb. 2) (Nimptsch et al., 2016; Follert et al., 2019). Das Bundessozialgericht erklärte sie erst 2012 grundsätzlich für rechtmäßig (SMCG, 2019). Zahlreiche Krankenhäuser, die trotz des klaren Zusammenhangs zwischen Fallzahlen und Ergebnisqualität, den vielen Initiativen sowie des großen Aufwands zur Regulierung der Mindestmengen, führen nach wie vor mit geringen Fallzahlen komplexe Eingriffe durch (Peschke et al., 2014). Dies führt dazu, dass viele Patientinnen und Patienten hohen vermeidbaren Risiken ausgesetzt werden (Nimptsch et al., 2016; Follert et al., 2019). Die Mindestmengenverordnungen bleiben somit weit hinter ihren vor über 10 Jahren aufgestellten Zielen zurück und haben ihre Wirkung nicht entfaltet (Vogel et al., 2019). Abgesehen von den vielen Klageverfahren werden auch kontroverse Diskussionen über finanzielle Einbußen, Imageverluste, die Wegnahme von Operationen nach einem Wechsel des Operateurs in eine kleinere Klinik, das Recht der Krankenhausplanung der Länder und die Festsetzung einer Mindestmenge auf eine bestimmte Zahl genannt. Peschke et al. (2014) sehen in den Ausnahmetatbeständen eine mögliche Ursache für das Scheitern der Mindestmengenregelung. Bisher wurden Kliniken weder sanktioniert, noch mussten die Eingriffe aufgegeben werden, da es für die Krankenkassen sehr schwierig bzw. unmöglich ist die genaue Anzahl der Eingriffe zu ermitteln. Als Gründe hierfür werden die mangelnde Zusammenarbeit der gesetzlichen und privaten Krankenversicherungen genannt. In den Fallzahlenangaben der Kliniken wurden demnach auch die Operationen angegeben, die über die privaten Krankenversicherungen abgerechnet wurden. Außerdem fanden die Mindestmengenverhandlungen bei der jährlichen Budgetverhandlung zwischen den Krankenkassen und Kliniken statt, woran die privaten Krankenkassen nicht teilnahmen. Das und andere nicht nachprüfbare Angaben der Kliniken führten dazu, dass es bisher kaum gelang Kliniken zu sanktionieren. Ein weiteres „Schlupfloch in der Regelung" ist, dass die Länder Ausnahmeregelungen erteilen konnten und die Kliniken die entsprechenden Operationen weiter durchführen konnten sowie von den Krankenkassen dafür bezahlt wurden (SMCG, 2019).

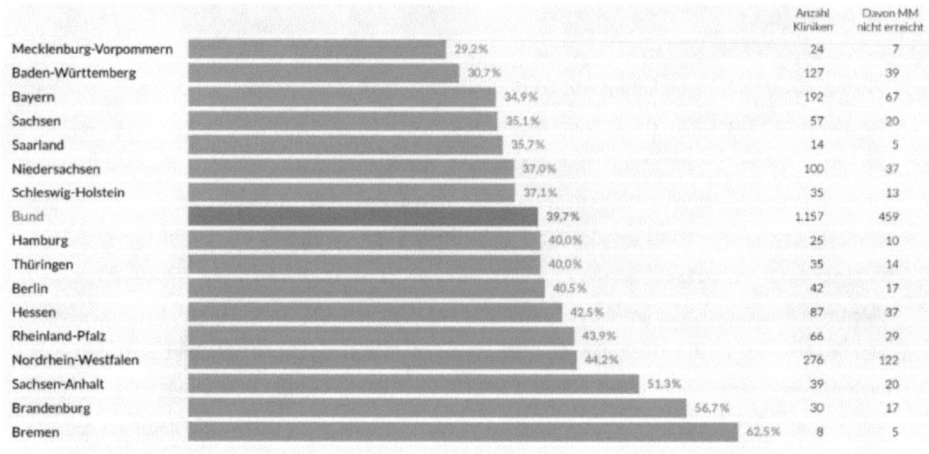

Abbildung 2: Prozentualer Anteil der Kliniken, die die Mindestmenge nicht erreichen (Quelle: G-BA Berechnung Weiße Liste Science Media Center, 2019)

4. Erneuerungen der Mindestmengenreglungen

Am 01.01.2018 ist eine neue Mindestmengen-Regelung in Kraft getreten (G-BA, 2017).

4.1. Die wichtigsten Änderungen im Vergleich zu den bisherigen Regelungen:

4.1.1. Prozesse und Zuständigkeiten

Die Mindestmengen werden nicht mehr innerhalb der jährlichen Budgetverhandlungen geführt. Die Beurteilung der Leistungszahlen findet nicht mehr auf Ortsebene, sondern bei den Landesverbänden der Krankenkassen statt (SMCG, 2019). Hier werden die angegebenen Prognosen geprüft und ggf. angezweifelt und ein Leistungsverbot durchgesetzt. Dies muss allerdings durch ein gemeinsames und einheitliches Handeln der Kassen erfolgen (GKV, 2018). Nach § 136 b Abs. 4 Satz 6 SGB V kann dies lediglich beim Vorliegen „begründeter erheblicher Zweifel" an der Richtigkeit der Prognose erfolgen (Schwarz, 2020).

4.1.2. Fristen

Bisher fanden die Mindestmengenverhandlungen mitten im Jahr statt. Dies hatte zur Folge, dass Entscheidungen zu spät getroffen wurden, da die Krankenhäuser bereits ein halbes Jahr lang Mindestmengen-Operationen durchgeführt und die Kassen diese bereits bezahlt hatten. Künftig wird die Erlaubnis zur Leistungserbringung davor erteilt oder untersagt. Deswegen hat sich die Abgabefrist der Prognose geändert (30.06.-15.07 des vorherigen Jahres) (SMCG, 2019).

4.1.3. Formerfordernis

Ab 2020 sollen die jeweiligen Fallzahlen nicht mehr schriftlich, sondern automatisiert über ein Software-Modul eingegeben werden.

4.1.4. Rechtliche Situation

Die rechtliche Situation hat sich verändert. Durch eine Entscheidung des Bundessozialgerichts wurde Rechtssicherheit für die Mindestmengen eingeführt, da hierauf eine Gesetzesänderung im SGB V folgte. In § § 136b Abs. 1, Satz 1, Nr.2 entfielen drei bedeutende Wörter: Die Qualität soll nicht mehr „in besonderem Maße" von der Leistungsmenge abhängig sein. Es reicht nun aus, wenn in der wissenschaftlichen Literatur lediglich Hinweise auf einen Zusammenhang zwischen Fallzahl und Ergebnisqualität bestehen. Dies hat zur Folge, dass es in Zukunft leichter sein wird weitere Mindestmengenbereiche festzulegen und somit eine größere Anzahl von Patienten zu schützen (Follert et al., 2019; Wienke, 2019; SMCG, 2019). Aktuell berät der G-BA über die Festlegung neuer Mindestmengen für folgende Leistungen:

- chirurgische Behandlung des Mammakarzinoms
- chirurgische Behandlung des Bronchialkarzinoms
- Herz-Transplantationen (Gkv 90%, 2019):

4.2. Was hat sich nicht geändert?

4.2.1. Erschwerte Kontrollen

Den Krankenkassen ist es nach wie vor nicht möglich die tatsächliche Anzahl der Eingriffe vollständig zu prüfen. Bei den Mindestmengenangaben sind weiterhin die Operationen inbegriffen, die mit den privaten Kassen abgerechnet werden. Die Landesverbände haben zu diesen Zahlen anscheinend nur eingeschränkt Zugang (SMCG, 2019).

Es gibt weiterhin Ausnahmetatbestände. Allerdings wurden hier folgende Änderungen vollzogen:

Personellen Neuausrichtung
> Der Tatbestand der personellen Neuausrichtung darf nur noch einmalig angegeben werden.

Aufbau neuer Leistungsbereiche
> Sind die Voraussetzungen des „Aufbaus neuer Leistungsbereiche" erfüllt, haben die Kliniken nun lediglich 24 Monate und nicht mehr 36 Monate Zeit, um die Mindestmenge zu leisten. Nach 12 Monaten muss allerdings zumindest die Hälfte der Mindestmengenanzahl erbracht werden (Avram/Wurmig, 2019).

Hohe Qualität
> Der Ausnahmegrund „Hohe Qualität" ermöglicht es den Krankenhäusern trotz unterschreitenden Fallzahlen die Leistung rechtskonform zu erbringen, wenn das Krankenhaus die nötigen Nachweise dafür erbringt. Allerdings stellt sich hier die Frage, wie ‚gute Qualität' nachgewiesen werden soll, wenn die jeweiligen Krankenhäuser so wenige Leistungen im Jahr erbringen, dass es statistisch überhaupt nicht möglich ist die Qualität zu messen (SMCG, 2019)?

Flächendeckende Versorgung
> Da die Krankenhausplanung Ländersache ist, können die Landesbehörden eine Sondergenehmigung anordnen, wenn im Land eine flächendeckende Versorgung sichergestellt sein soll. Eine genauere Definition hierfür erfolgt im Gesetz nicht. Es bleibt unklar was bei welchem Mindestmengenbereich darunter verstanden wird (SMCG, 2019).

5. Fazit

Insgesamt ist die neue Mindestmengenregelung als positiv zu beurteilen. Es wurde eine höhere Transparenz geschaffen (Follert et al., 2019). Auch dass die Mindestmengenverhandlungen auf eine höhere Ebene verlegt wurden und der Zeitpunkt nach vorne geschoben wurde ist zu begrüßen. Allerdings bleibt abzusehen, wie die Krankenkassen ihrer Kontrollfunktion nachkommen, da es sich nach wie vor als schwierig gestaltet die tatsächlichen Fallzahlen zu ermitteln. Die Kommunikation zwischen privaten und gesetzlichen Krankenkassen sollte demnach erheblich verbessert werden indem klare Vorgaben gemacht werden, damit es im Interesse der Patienten zu keiner minderwertigen Leistung kommt. Interessant ist auch, wie sich die Inanspruchnahmen der Ausnahmetatbestände entwickeln werden. Besonderes Augenmerk ist auf das Vetorecht der einzelnen Länder zu legen. Hier wird deutlich, welchen hohen Stellenwert der politische Wille der Bundesländer hat. Die Länder könnten nämlich konzentrierte, hoch spezialisierte Zentren schaffen, wo bestimmte Eingriffe auf einem hohen Niveau und mit einer hohen Anzahl behandelt werden. Dies würde zu einer Qualitätssteigerung führen, weil nicht nur das Personal in sämtlichen Stationen über bessere Expertise verfügen würde, sondern auch die medizinische Ausrüstung angepasster wäre (Follert et al., 2019). Hierfür wäre nach Prof. Dr. Busse, vor einer Erlaubniserteilung eine Notwendigkeitsprüfung von Vorteil (Avram/Wurmig, 2019). Ein weiterer wichtiger Punkt ist eine verbesserte Verbraucherinformation, um potenziellen PatientInnen die Möglichkeit zu schaffen durch übersichtliche und detaillierte Informationen schnell und einfach Entscheidungen zu treffen. Dies hätte den Vorteil, dass sich der „Markt" von selbst regulieren könnte über das Prinzip des „Angebots und der Nachfrage". Allerdings liest kaum ein Verbraucher Krankenhaus-Qualitätsberichte. Auch Kliniksuchportale wie beispielsweise „Die Weiße Liste", die komprimierte Zusammenfassungen anbieten, können nicht sicher wiedergeben, wie die Erfüllung der Mindestmengen erfolgt ist (beispielsweise durch Ausnahmetatbestände). Davon abgesehen macht ein Viertel der Kliniken überhaupt keine Angaben. Eine Prüfung durch den Gemeinsamen Bundesausschuss blieb bisher aus, was zur Folge hat, dass es trotz fehlender oder unzureichender Angaben bisher zu keinen Konsequenzen kam (SMCG, 2019). Zu bemängeln ist, dass es aktuell ca. 6 Jahre dauert, bis eine neue Mindestmenge Wirkung entfaltet (Follert et al., 2019). Auch könnte man sich internationale Mindestmengen zum Vorbild nehmen und die bereits vorhandenen Fallzahlen erhöhen. Dies würde zu einer deutlich höheren Patientensicherheit führen (Krautz et al., 2018; Nimptsch et al., 2017a; Nimptsch et al., 2017b; Schuster et al., 2017). Höhere Mindestmengen senken außerdem das Risiko, dass unnötig operiert wird, um die Mindestmenge zu erreichen. Wenn diese nämlich deutlich höher und somit für Kliniken mit geringen Fallzahlen unerreichbar ist, fällt der Anreiz weg, mehr zu operieren als notwendig (SMCG, 2019).

Zusammenfassend kann gesagt werden, dass nach einer sorgfältigen Abwägung, die Vorteile der Mindestmengen überwiegen. Auch wenn das Bestehen oder die Einführung von Mindestmengen für andere Leistungserbringer einen beruflichen und wirtschaftlichen Einschnitt bedeutet, muss das vorrangige Ziel der besten medizinischen Versorgung zugunsten von mehr Patientensicherheit verfolgt werden (Wienke, 2019).

6. Literatur

Avram, Wurnig (2019): Diese 18 Kliniken führen schwere Operationen zu selten durch: verfügbar unter: https://www.rbb24.de/panorama/beitrag/2019/05/mindestmengen-krankenhaeuser-operationen-berlin-brandenburg.html (09.05.2020)

G-BA (2017). Regelungen des Gemeinsamen Bundesausschusses gemäß § 136b Absatz 1 Satz 1 Nummer 2 SGB V für nach § 108 SGB V zugelassene Krankenhäuser (Mindestmengenregelung, Mm-R), zuletzt geändert am 7. Dezember 2016

GKV Spitzenverband (2018): https://www.gkv-spitzenverband.de/gkv_spitzenverband/presse/meldungen/einzelne_meldungen/2018/mindestmengen_2.jsp (09.05.2020)

Hillienhof (2018): Mindestmengen: Wahrscheinliche Zusammenhänge reichen aus. Dtsch Arztebl 115(24), 1149.

Follert, Schuster, Malzahn (2019): Neustart: Überlegungen im „Jahr eins" nach Änderung der Mindestmengenregelung: Verfügbar unter: https://www.mwv-open.de/site/chapters/10.32745/9783954664344-1.4/ (05.05.2020)

Krautz, Nimptsch, Weber, Mansky, Grützmann (2018). Effect of Hospital Volume on Inhospital Morbidity and Mortality Following Pancreatic Surgery in Germany. Annals of Surgery, 2018 Mar; 267(3), S. 411-417. doi: 10.1097/SLA.0000000000002248.

Luft, Bunker, Enthoven (1979): Should operations be regionalized? The empirical relation between surgical volume and mortality. N Engl J Med 301(25), 1364–1369.

Lutz (2010): Mindestmengen - ein Regulierungsinstrument zur Qualitätssicherung? Patientensicherheit und Qualität. Hrs. Grin Verlag.

Nimptsch, Peschke, Mansky (2016) Mindestmengen und Krankenhaussterblichkeit – Beobachtungsstudie mit deutschlandweiten Krankenhausabrechnungsdaten von 2006 bis 2013. Gesundheitswesen 79(10), 823–834. DOI: Verfügbar unter: http://dx.doi.org/10.1055/s-0042-100731 (05.05.2020)

Nimptsch, Peschke, Mansky (2017a). Mindestmengen und Krankenhaussterblichkeit – Beobachtungsstudie mit deutschlandweiten Krankenhausabrechnungsdaten von 2006 bis 2013. Gesundheitswesen 2017; 79(10): 823-834; DOI: 10.1055/s-0042-100731 17.

Nimptsch, Mansky (2017b). Hospital volume and mortality for 25 types of inpatient treatment in German hospitals: Observational study using complete national data from 2009 to 2014. BMJ Open 2017;7:e016184. DOI:10.1136/bmjopen-2017-0161

Peschke, Nimptsch, Mansky (2014). Achieving minimum caseload requirements: an analysis of hospital discharge data from 2005-2011. Dtsch Artzebl Int 2014; Gesundheitswesen 2017; 79(10): 823-834. DOI: 10.1055/s0042-100731

Rathmann, Windeler (2002): Zusammenhang zwischen Behandlungsmenge und Behandlungsqualiät. Evidenzbericht. Hrsg. Medizinischer Dienst der Spitzenverbände der Krankenkasse e.V., Fachbereich Evidenz-basierte Medizin

Russo MJ, Iribarne A, Easterwood R (2010) Post-heart transplant survival is inferior at low-volume centers across all risk strata. Circulation 122(11), 85–91

Schuster, Giehl, Krause, Follert (2017) - GKV 90 %- Das E-Magazin des GKV-Spitzenverbandes – Ausgabe 17: verfügbar unter:https://www.gkv-90prozent.de/ausgabe/06/autorenbeitrag/06_mindestmengen/06_mindestmengen.html (09.05.2020)

Schwarz (2020): Prognosedarlegung Mindestmengen- Anwaltskanzlei Haas & Partner: verfügbar unter: https://www.quaas-partner.de/de/aktuelles.html?aktuell=1 (09.05.2020)

SMCG (Science Media Center Germany gGmbH) (2019): Mindestmengen im Krankenhaus – Bilanz und Neustart: Verfügbar unter: https://opex.sciencemediacenter.de/fileadmin/user_upload/Operation-Explorer/SMC_investigative_Mindestmengen.pdf (09.05.2020)

SVR (Sachverständigenrat) (2018): zur Begutachtung der Entwicklung im Gesundheitswesen (2018) Bedarfsgerechte Steuerung der Gesundheitsversorgung: Verfügbar unter: https://www.svr-gesundheit.de/fileadmin/user_upload/Gutachten/2018/SVR-Gutachten_2018_WEBSEITE.pdf (05.05 2020)

Vogel, Polin, Pross und Geissler (2019): Implikationen von Mindestmengen und Zertifizierungsvorgaben: Auswirkungen verschiedener Vorgaben auf den deutschen Krankenhaussektor: Verfügbar unter: https://www.mwv-berlin.de/media/6e519139dabd9dfbca62c3f478d646dc35455018/2a577bfe9bddf71ebd8e8d f49e20f9e795d550ec/e769e7a9d53b248c14652e76e80fae2f4f171f06/5e0f644dc1bc2f26879 d8893ed0b8684c2c1e580.pdf (07.05.2020)

Wienke (2019): Mindestmengen: Die Qual der Zahl oder Mittel der   Qualitätssicherung? Verfügbar unter: https://www.kanzlei- wbk.de/aktuelles-medizinrecht/mindestmengen--die-qual-der-zahl-oder- mittel-der-qualitaetssicherung-195.html (04.05.2020)

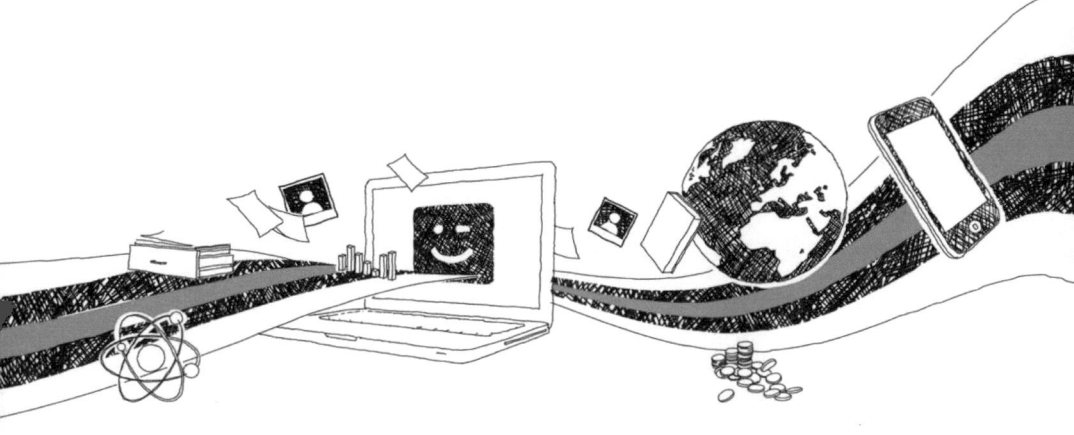
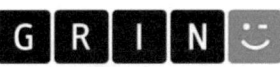